DÉPOT LÉGAL
N° 111
1894
SARTHE

De la suture totale de la vessie (1).

PAR

Robert SOREL (du Havre)

Chirurgien des Hôpitaux,
Ancien interne des Hôpitaux de Paris.

La fermeture totale de la vessie après la taille hypogastrique marque un progrès dans la technique opératoire de la taille suspubienne. Elle présente, entr'autres avantages, de simplifier le manuel opératoire en supprimant les tubes à drainage, d'éviter les dangers d'une infection secondaire, d'obtenir une réunion rapide par première intention.

Plusieurs auteurs avaient déjà tenté avec succès cette suture, lorsque nous avons réuni diverses observations dans un mémoire (2) prouvant les avantages de cette méthode et l'entière sécurité qu'elle donne.

Depuis, cette question est restée à l'ordre du jour et plusieurs chirurgiens se sont nettement prononcés en sa faveur. A la Société de médecine de Bordeaux, M. Courtin a publié un cas et, dans la discussion, M. le Professeur Lanelongue et M. le Dr Boursier se sont prononcés en faveur de la méthode. De même M. le Professeur Duret à la Société anatomo-clinique de Lille s'en montre partisan. M. Dumont (3) cite dans sa thèse trois cas où la fermeture complète de la vessie a été faite.

A la clinique de mon maître, M. le Professeur Guyon, cette méthode continue à être employée, puisque sur 25 tailles hypogastriques M. le Dr Delbet (4), interne du service, a relevé 23 cas de fermeture complète.

M. le Dr Schwartz (5) a publié récemment un beau succès dû à cette méthode. Enfin cette suture est préconisée par M. le Dr Bazy dans un mémoire qu'il vient de présenter à la Société de Chirurgie de Paris, et qui est encore inédit. M. Bernabeo s'est aussi occupé de cette question (6). M. le professeur Cerné (de Rouen) a publié une observation.

(1) Mémoire déposé à la VIIIe Section (Chirurgie) du *XIe Congrès International de Médecine* à Rome (29 Mars-5 Avril 1894).

(2) Robert Sorel. — *Contribution à l'étude de la suture totale de la vessie*. Paris, 1893.

(3) Dumont. — Thèse de Paris, 1893.

(4) Paul Delbet. — Thèse de Paris, 1894.

(5) Schwartz. — *Revue générale de Clinique*, 30 décembre 1893.

(6) Bernabeo. — *Giornale dell' Associazione napolitana di Medicina*, page 359, 1893; et *Riforma medicat* 18 mai 1892.

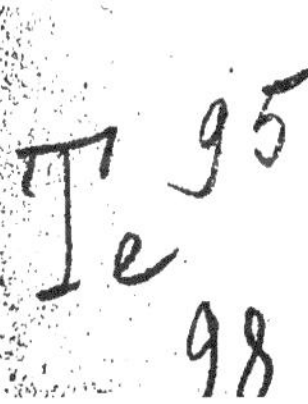

Malgré ces observations assez nombreuses et l'autorité attachée aux chirurgiens que je viens de citer, la suture totale n'est pas encore généralement employée.

Dans beaucoup d'observations de taille hypogastrique publiées à divers points de vue, on lit qu'on a placé les tubes-siphons : ce qui prouve que la méthode que nous préconisons est ignorée ou qu'on lui reproche de ne pas laisser toute sécurité au chirurgien. C'est ce qui nous a engagé à apporter notre faible contribution à son étude devant cette société si nombreuse de chirurgiens si distingués.

L'efficacité de la suture vésicale n'est plus à démontrer ; tous les chirurgiens sont d'accord pour suturer la vessie dans le cas de déchirures traumatiques ou accidentelles, au cours d'une laparotomie difficile ou d'une cure radicale de hernie et les cas sont nombreux où le succès a couronné cette manière de faire ; dans les cas où on emploie les tubes, on pratique généralement une suture partielle de la brèche vésicale et cette suture tient très bien.

D'autre part il est certain que l'idéal de la chirurgie actuelle est d'avoir des cicatrices par première intention qui sont certes plus solides et mettent plus à l'abri de l'éventration que les cicatrices secondaires.

L'efficacité et l'utilité de la suture totale étant démontrées, il ne restait plus qu'à prouver que cette fermeture complète n'expose pas l'opérateur à voir se produire une infiltration d'urine, complication qui compenserait au delà les avantages d'une réunion plus rapide et plus solide.

Or l'expérience a démontré que ce danger était chimérique. Si on parcourt toutes les observations publiées, on s'aperçoit que, si la réunion totale n'a pas complètement réussi, que s'il s'est fait une fissure par où l'urine est venue souiller le pansement, il n'en est résulté aucun inconvénient et je ne connais pas d'observation d'infiltration d'urine à la suite de cette méthode.

Il suffit alors de lever le pansement, dès qu'on s'aperçoit qu'il est mouillé, et de faire sauter au besoin un point de suture pour se mettre complètement à l'abri de cette complication. Par suite la fermeture complète de la vessie ne présente aucun danger. Nous voyons donc qu'elle est utile, efficace, et qu'elle peut être tentée en toute sécurité.

Ce n'est pas le lieu ici de décrire le manuel opératoire de la cystotomie suspubienne ; nous ne parlerons que de la suture en elle-même. On y procède par deux plans.

Un premier plan se fait par points séparés au catgut, d'un numéro moyen, n° 3 par exemple, traversant toute l'épaisseur de la paroi; il est inutile de s'efforcer de ne point traverser la muqueuse; on espace les points de 4 à 5 millimètres, en ayant soin de placer un point au-dessus et au-dessous de la limite de l'incision. Il est préférable d'employer le catgut, parcequ'il se resorbe mieux, et l'on évite de voir des fils de soie persister longtemps et s'incruster de sels.

Un deuxième plan est fait soit à la soie, soit au catgut. On passe une aiguille de Reverdin à 8 millimètres ou 1 centimètre des bords de la plaie, qui ressort à quelques millimètres du plan de suture; la même aiguille parcourt un chemin analogue de l'autre côté de la plaie; on place une série de points séparés. Ce deuxième plan recouvre ainsi entièrement le premier.

Un des points les plus élevés de la suture de la paroi devra passer à travers les couches superficielles de la vessie, de façon à fermer le chemin à l'urine du côté du péritoine, dans le cas où quelques gouttes d'urine filtreraient à travers la suture. La suture finie, on étale au devant d'elle une mèche de gaze aseptique ou antiseptique, qui va ressortir à l'angle inférieur de la plaie abdominale et servira à drainer l'urine en cas d'insuccès partiel.

Pour que la suture réussisse, il faut que la vessie se vide régulièrement. Pour assurer l'évacuation de la vessie, plusieurs méthodes ont été employées. Quelques auteurs se contentent de faire uriner régulièrement le malade toutes les trois ou quatre heures. Nous rapporterons à la fin de ce mémoire une observation de M. Tuffier, qui est un beau succès de cette manière de faire (Observation IX).

D'autres, MM. Monroe, Thomas, Lindner, Lucas Championnière, sondent une ou deux fois leurs malades et les laissent ensuite uriner seuls. M. Pozzi, dont nous rapportons une observation (Observation X), a fait sonder régulièrement son malade toutes les trois heures, jour et nuit.

Quoique ces manières de faire aient à leur actif des succès, nous pensons qu'elles ne sont applicables que si l'on est sûr que le malade sera soumis à une surveillance active et intelligente, que si, à la moindre alerte, on puisse placer une sonde à demeure ou faire un cathétérisme tout à fait aseptique. Or ces conditions ne sont pas toujours faciles à réaliser. Aussi pour notre part, nous estimons que la méthode de choix est de placer une bonne sonde à demeure, soit par cathétérisme rétrogade avant la suture, employant les sondes du modèle de celle de de Pezzer, soit avec des sondes ordinaires. Une sonde à demeure aseptique est dans la grande majorité des cas tolérée. Dans les jours qui suivent l'opération, il est bon, de temps à autre, trois ou quatre fois par

24 heures, de faire des lavages de la vessie avec une solution boriquée pour empêcher la stagnation de l'urine et des petits caillots.

Si les choses marchent régulièrement, il n'y aura aucun inconvénient à laisser la sonde et le pansement de douze à quinze jours. En faisant le premier pansement, on enlèvera la mèche iodoformée et la sonde et l'on coupera les fils de suture ; la réunion totale sera ainsi obtenue sous un premier pansement.

Bien entendu, si le premier pansement venait à être mouillé, il faudrait le renouveler autant de fois qu'il est nécessaire pour maintenir la plaie propre. S'il se manifestait un peu de tension ou d'irritation autour de la mèche, on couperait un ou deux fils de suture de la paroi pour permettre l'écoulement de l'urine.

Chaque fois que l'on ouvre la vessie dans un but autre que celui de créer un méat hypogastrique ou de supprimer la vessie en tant que réservoir, on doit tenter la réunion totale ; elle est indiquée dans les tailles pour extraction de corps étrangers, de calculs, de tumeurs ou pour un cathétérisme rétrograde.

Cependant, dans ces cas, il y a des conditions qui sont peu favorables à la réussite. L'infection n'est pas par elle-même une contre-indication : dans notre premier travail, nous pensions que dans les cas de sclérose, de péricystite, la réunion se fait mal. Mes deux premières observations montrent cependant que la réunion peut être obtenue ; nous avons alors suturé, au-dessus de la vessie, le péritoine et la graisse sous-péritonéale adhérente à la paroi vésicale. Si, à la suite d'une taille hypogastrique, il se produit une hémorrhagie et s'il se forme dans la vessie des caillots, l'insuccès est presque constant ; sous l'effort de l'expulsion des caillots ou à la suite de manœuvres chirurgicales faites pour extraire ces caillots, la suture vésicale ne demeurera pas étanche et de l'urine passera par la plaie abdominale. Dans ces cas, il vaut mieux drainer par les tubes siphons.

L'hémorrhagie post-opératoire est donc une contre-indication et la seule contre-indication de la suture totale (Observation VI).

Nous terminerons cette étude par les conclusions suivantes :

1° La suture totale de la vessie doit être la méthode de choix pour terminer la taille hypogastrique ; le drainage par les tubes siphons l'exception.

2° Elle est contre-indiquée dans les cas où l'on craint des hémorrhagies intra-vésicales.

3° L'infection n'est pas par elle-même une contre-indication.

4° La suture de la vessie se fait par un premier plan qui traverse les deux tranches de la paroi et par un second plan à la Lembert.

5° On doit placer à l'angle inférieur de la plaie une mèche aseptique ou antiseptique.

6° L'emploi de la sonde à demeure est toujours recommandable; on ne peut s'en passer que dans les cas d'une vessie et d'un canal absolument sains et encore seulement si le malade peut être soumis à une surveillance intelligente et attentive.

*
* *

OBSERVATIONS

Observation I (Personnelle).

Calcul vésical. Cystite calculeuse. — Taille hypogastrique. Suture totale de la vessie. Sonde à demeure. — Réunion par première intention.

M. D..., âgé de 43 ans, bien constitué et de bonne santé habituelle, un peu buveur, a commencé à avoir des mictions fréquentes il y a deux ans. A ce moment il s'est fait soigner par l'électrolyse par des charlatans; à la suite il a eu de l'uréthrite traumatique avec hématurie.

Il a eu des coliques néphrétiques il y a un an. A ce moment, l'exploration vésicale n'avait pas décélé de pierre dans la vessie; mais il avait de la cystite qui a nécessité une série de lavages.

Il y a six mois, par suite de la persistance des phénomènes de cystite, une nouvelle exploration vésicale a relevé la présence d'une pierre qui a été lithotritiée il y a environ trois mois.

Au mois d'octobre, la cystite intense a persisté et on constate de nouveau une grosse pierre dans la vessie.

Mon confrère, le Dr Rachet et moi, nous décidons de faire au malade une taille hypogastrique ; et le malade entre à ma clinique.

Opération. — *Taille sus-pubienne*, le 30 novembre. — Le malade a pris quelques jours auparavant du naphtol ; il a pris un grand bain et a été purgé la veille, suivant les précautions préparatoires en usage à ma clinique. Le malade, endormi au chloroforme par petites doses continues par le Dr Jullien, qui veut bien se charger de toutes mes chloroformisations, on lave de nouveau la paroi abdominale au savon, à l'alcool et au sublimé ; le ventre est couvert d'une grande compresse aseptique ; un ballon de Petersen introduit dans le rectum est gonflé avec 300 grammes d'eau. La vessie est lavée à l'aide d'une grosse sonde métallique, d'abord à l'acide borique pour chasser le dépôt d'urine, puis au nitrate d'argent au millième, et enfin elle est remplie avec 250 grammes d'eau boriquée tiède. La sonde est laissée en place sans ligature sur la verge.

Incision de 6cm de la paroi abdominale; sur la vessie, le tissu cellulo-graisseux est un peu adhérent et très vascularisé.

Ponction et incision de la vessie sur une longueur de 3cm. Les bords sont accrochés avec un long fil de catgut qui sert à suspendre la vessie. On retire avec la tenette un calcul à enveloppe friable. Lavage de la vessie à l'eau phéniquée forte et mise en place par cathétérisme rétrograde d'une sonde de de Pezzer, nº 22.

Suture de la vessie par un premier plan de six points séparés, de catgut moyen nº 3, traversant toute la paroi. Un deuxième plan de huit points, séparés de soie, recouvre complètement le premier plan. Trois fils de soie réunissent ensuite la graisse prévésicale. Deux sutures au crin de Florence traversent toute la paroi abdominale ; trois points de catgut pour réunir les muscles ; cinq crins de Florence réunissent la peau.

Après la suture de la vessie, une mèche de gaze iodoformée a été étalée sur la ligne de suture et ressort à l'angle inférieur de la plaie. Comme pansement : gaze iodoformée, ouate hydrophile, ouate ordinaire, bandage de flanelle.

Le malade se réveille. La sonde de de Pezzer s'est trouvée arrachée dans le transport de la salle d'opération au lit du malade. On replace une sonde béquille nº 22, qui fonctionne bien. Urine légèrement teintée en rose ; pas de caillots ; lavage à l'eau boriquée toutes les deux heures. Pas de vomissements. Le malade se plaint de mal de reins. La nuit, le malade a dormi, mais avec 2cc de morphine.

Suites. — 1er décembre. — Bon état ; il urine un litre environ teinté en rose. Dans un effort, l'urine est sortie entre la sonde et le canal. Il prend du lait et du bouillon.

2 décembre. — Le malade prend vingt grammes d'Eau de Sedlitz; il a une selle. La sonde fonctionne bien ; urine 12 grammes et urine teintée.

3 décembre. — Les urines deviennent claires, 1,250 grammes. Le malade mange; la digestion est bonne.

7 décembre. — L'état est resté normal. On fait le pansement; on coupe les deux fils profonds et on retire la sonde. Le malade a uriné une fois seul. Le soir on sonde le malade et on lui fait un lavage. Depuis l'opération, le malade n'a eu ni douleurs ni épreintes vésicales.

8 décembre. — A partir de quatre heures du matin, le pansement est mouillé, le malade ayant fait des efforts considérables pour uriner couché ; on le change et on remet la sonde à demeure.

9 décembre.— Le pansement est encore mouillé; on le refait. Le soir, le pansement est sec et restera sec jusqu'à la guérison. Eau de Sedlitz; selles copieuses.

11 décembre. — On enlève les fils superficiels et la mèche iodoformée. La réunion primitive persiste et reste complètement sèche.

16 décembre. — La réunion par première intention est complète; il ne reste qu'un petit pertuis au niveau de la mèche, pertuis sec et sans trace de suppuration.

19 décembre. — La sonde est enlevée définitivement.

23 décembre. — Le malade a continué à uriner bien sans sonde. La plaie est complètement cicatrisée, y compris l'orifice de la mèche. Le malade se lève et sort. La température pendant toute la durée du traitement est restée normale.

Observation II (Personnelle).

Rétrécissement de l'urèthre, par brûlure, au niveau du méat. Blennorrhagie dans le reste du canal antérieur. Cystite. Calcul vésical. Uréthrotomie interne. — Taille hypogastrique. Suture totale de la vessie, avec sonde à demeure. — Réunion de la plaie hypogastrique. — Mort le 8e jour d'épuisement.

Le 10 octobre 1893, je vois Mr X..., âgé de 70 ans, pour la première fois, en consultation avec M. le Docteur Courbet. Le malade a eu une chaudepisse à 16 ans, puis trois autres successives. Il a eu un chancre mou à 21 ans; à ce moment, par erreur, il panse son chancre avec un liquide corrosif qui lui a fait une large brûlure du gland, dont les traces persistent. La dernière chaudepisse, à 30 ans, a duré très longtemps. Il a eu la variole à 64 ans et une pleurésie à 66 ans. Depuis plusieurs années, le malade a des maux d'estomac et ne peut digérer que du lait et du bouillon.

A la suite de maux de reins violents de durée variable, sans caractères nets de coliques néphrétiques, il a eu du catarrhe de la vessie qui a duré un mois.

Le 10 juin 1893, il a recommencé à avoir des crises vésicales et des urines purulentes.

Quelquefois ses mictions sont normales; d'autrefois il a des mictions douloureuses et impérieuses.

Il y a un mois, on a fait de la divulsion du canal et on l'a forcé, du n° 12 au n° 16. On a passé trois jours de suite cette bougie; mais ensuite on est retombé au n° 10. A ce moment il a eu de la phlébite dans la jambe droite.

Pendant le traitement de la cystite, il est survenu une orchite qui a guéri en quelques jours. A l'examen, on trouve les urines troubles dans les deux verres. Les testicules sont sains; prostate normale. *Canal :* rétrécissement à l'orifice, dur, scléreux, blanchâtre au niveau du méat; on ne passe avec force qu'une bougie n° 11. Par suite, impossible de faire une exploration méthodique du canal.

Le malade ayant de la cystite, des urines très purulentes, nous proposons une uréthrotomie pour permettre l'évacuation et le lavage de la vessie.

1° Opération. — *Uréthrotomie interne.* Le 16 octobre 1893, uréthrotomie interne; lavage du gland au sublimé et du canal au nitrate d'argent au 1.000me.

La bougie conductrice est assez difficile à passer. Pour couper avec la lame n° 22 le rétrécissement dur, scléreux, annulaire du gland, il a fallu déployer une grande force : derrière la lame a sectionné deux rétrécissements, et un très serré au niveau du bulbe. On n'a pu introduire qu'une sonde à bout coupé n° 18 et encore à grand peine. Lavage de la vessie au nitrate d'argent : Sulfate de quinine, 0.50. Le soir, la température est montée à 39°.

Malgré l'opération le malade continue à avoir des douleurs vésicales et du ténesme. Lavage deux fois par jour à l'eau boriquée.

Le 17 novembre, le malade est en moiteur; langue sale. Purgatif, lait, bouillon. Température 38° le soir, 38°05. Sulfate de quinine, 0,50 centig. Les urines restent purulentes.

Le 18 octobre. — La température redevient normale, mais les douleurs vésicales persistent; les urines restent purulentes, malgré les lavages.

Le 10 octobre. — Encore des crises de mictions douloureuses. Pendant les lavages, il arrive que les premiers jets injectés ne ressortent pas et provoquent de grandes douleurs ou bien sous les efforts l'eau ressort entre la sonde et les parois du canal. D'autres fois le jet est comme brusquement coupé. Ces symptômes nous font soupçonner la pierre.

21 novembre. — Ce matin, je change la sonde. On est étonné de ne plus sentir cette induration scléreuse au niveau du méat : la sonde est très incrustée de sels. La nouvelle sonde n° 18, franchit très facilement le canal; elle ne provoque de douleur qu'au niveau de l'urèthre postérieur. En entrant dans la vessie, on sent le grincement spécial au calcul. Je répète plusieurs fois la manœuvre, en faisant glisser la sonde sur le canal et je retrouve la même sensation. Lavage au nitrate d'argent et à l'eau boriquée. Le soir le lavage n'est pas douloureux.

Le 23 octobre, l'examen avec l'explorateur métallique confirme la pierre.

Le malade, pendant toute cette période, s'est peu alimenté. Malgré son état de faiblesse nous pensons que la seule chance de guérison est d'ouvrir la vessie pour lui enlever la pierre, le malade ayant des urines purulentes et des crises douloureuses qui se rapprochent tous les quarts d'heure.

On continue à lui faire matin et soir des lavages.

Le 30 octobre. — Un léger purgatif et le soir 1 centigr. de morphine pour lui procurer un peu de repos la nuit.

2° Opération. — *Taille hypogastrique.* Le 31 octobre 1893, taille hypogastrique. Durée, lavage préopératoire et pansement compris: 1 heure. Chloroforme, 120 grammes.

Le malade endormi est porté sur la table d'opération; on place le ballon de Petersen avec 300 grammes de liquide. On lave la vessie à l'eau boriquée, puis au nitrate d'argent au millième, et on la remplit de 350 grammes d'eau boriquée. Lavage de la paroi au savon et à la la brosse, à l'alcool, et au sublimé.

Incision cutanée de 6 cent. Il y a de la péricystite. La graisse sous-péritonéale est adhérente à la vessie. Incision de 4 centim. On retire un petit calcul de la grosseur d'un haricot. La prostate est un peu grosse; la vessie est à colonnes : mais l'exploration minutieuse ne fait découvrir aucun autre calcul. Lavage de la vessie à l'eau phéniquée forte. Sonde de de Pezzer n° 20.

Suture de la plaie vésicale avec 7 points séparés de catgut, 6 points à la Lembert avec le tissu périvésical ; 2 catguts musculaires qui traversent également la paroi vésicale sans entrer dans la cavité. Mèche iodoformée devant le plan de la suture ; 2 crins de florence profonds, 6 superficiels.

Gaze iodoformée, ouate hydrophile et ordinaire, bandage de corps. La sonde de de Pezzer est essayée et fonctionne bien. Lavage de la vessie au nitrate d'argent et à l'eau boriquée ; 1cg de morphine.

Le malade a eu assez de peine à se réchauffer ; vers deux heures, la réaction se produit. Dans la journée, série de douleurs dans la vessie sans crise de miction. Urines sanglantes. La sonde fonctionne ; on fait une série de lavages de la vessie à petits coups. Température normale.

Suites. — 1er novembre. — Pas eu de vomissements. Le soir, 1cg de morphine ; la nuit a été bonne ; il a reposé et sommeillé ; il se plaint de douleurs dans le ventre. Pouls et température normaux; cependant un peu de faiblesse. La sonde fonctionne bien : on fait un lavage boriqué toutes les 3 heures. Pansement sec ; 40 gr. bouillon, lait. Le matin un lavement.

2 novembre. — Nuit assez bonne. Le malade est faible. Champagne, cognac, Elixir Bravais, quinquina. Le malade ne peut manger ni digérer. La sonde fonctionne bien. Léger œdème des deux jambes. Température matin 37°, le soir 36°5.

3 novembre. — Il a pris un peu de nourriture. Toujours très faible. On lui a donné un peu de poulet ; mais la nuit il a eu une indigestion ; il a vomi le poulet pris à midi ; ensuite nombreuses envies de dormir. La sonde fonctionne bien ; plaie sèche, urines claires ; il n'a plus de douleurs ni de crises vésicales. Température 36°2, le matin ; 36°4, le soir.

5 novembre. — Hier soir, injection de spermine de Brown Sequard ; la nuit mauvaise ; ce matin, pouls petit faible ; pronostic fatal : hoquets continuels ; a pris lait, extrait quinquina, élixir Bravais. Urines claires. Sonde fonctionne bien. Gangrène superficielle du gland.

Adynamie profonde. Température 36°3 le matin 36° le soir à 10 heures injection de Brown Séquard; de spermine, à 1/20. Vers midi agonie; le malade est mourant; il rend les derniers soupirs. A cinq heures, à mon étonnement, il vit encore : il a repris des forces, il a bu du lait et du bouillon. A 6 heures, 2me injection de Brown Séquard.

De 8 heures à 10 heures, le malade a repris une force considérable, il veut se lever: délire érotique; il porte sa main et veut porter la main de la garde à ses organes génitaux : il l'interpelle et lui réclame en termes peu équivoques des soins qu'on s'attendait à ne pas voir réclamer d'un homme moribond le matin.

6 novembre. — Le malade s'est calmé vers les 10 heures; il a reconnu son frère et sa nièce; le pouls est bon; il a pris et digéré du lait; les urines restent claires; on change la sonde. Lait, bouillon, jus de viande. Températ. matin, 35°6 ; le soir, 37° 2.

7 novembre. — Le matin : température, 37° ; le soir, 37°6. Le soir l'adynamie recommence.

8 novembre. — Le malade est mort à 1 heure du matin. En défaisant le pansement, on constate que la réunion est complète; il n'y a ni suppuration, ni trace d'irritation.

Le pansement est resté sec; pas une goutte d'urine n'est passée par la plaie.

Réflexions. — Cette observation est intéressante à plus d'un point; d'abord on constate un rétrécissement du méat dur et serré qui, quoique dû à des caustiques, s'est produit lentement. Ensuite nous avons été obligé de procéder en deux temps, par suite de l'impossibilité dans laquelle nous nous sommes trouvé de faire une exploration complète de l'urèthre et de la vessie. Dans un premier temps, nous avons ouvert le canal et, dès que la plaie a été cicatrisée, nous avons exploré la vessie.

Le malade était très affaibli; cependant, en présence des crises très douloureuses et se répétant tous les quarts d'heure, la seule chance de guérison était une taille hypogastrique permettant d'enlever le calcul, cause d'irritation et de permettre un bon drainage de la vessie.

Enfin cette observation montre l'efficacité du liquide de Brown-Séquard, en dehors de toute idée de suggestion. Lorsque nous avons fait la première injection, ce malade était agonisant et personne n'est entré dans la confidence : la vie du malade a été prolongée de deux jours et il a recouvré assez de force pour manger et reconnaître les siens. Elle prouve également la spécificité de ce liquide, si on peut ainsi dire.

Observation III (Cerné) (1).

Calcul vésical chez un enfant. — Taille hypogastrique avec suture, Guérison.

Le jeune Désiré P..., âgé de 6 ans, est amené par sa mère à la consultation du Dr Fortin, le 1er février 1891. Il se tient courbé en deux, se plaint de très vives douleurs pendant la miction, qui ne s'opère que goutte à goutte par regorgement. La mère raconte que l'enfant a de mauvaises habitudes, qu'elle est souvent obligée de le corriger, qu'elle ne l'a jamais entendu se plaindre jusqu'ici de miction difficile ; pas d'hématurie ; peut-être un peu de douleur en voiture.

2 juin. — Il souffre et crie pendant la nuit; il est sondé assez facilement par le Dr Fortin à 5 heures du matin; la journée est calme, mais le malade ne peut uriner; le soir la sonde ne peut pénétrer ; il en est de même le lendemain matin.

3 juin. — L'enfant est envoyé à la consultation du Dr Cerné, qui essaie vainement de le sonder, puis fait une ponction de la vessie. Le malade passe une journée assez tranquille ; il urine dans son lit toujours par regorgement. Le soir, la sonde finit par pénétrer; la résistance à vaincre est au niveau du col : aussi l'urine s'échappe avec un jet tellement puissant que la sonde est projetée sur le lit. Introduite de nouveau et maintenue, elle laisse échapper 300 gr. d'urine.

4 et 5 juin. — Même état et sondage deux fois par jour.

6 juin. — Le malade est endormi au chloroforme ; à l'aide d'une sonde métallique, on peut facilement sentir au niveau du col un obstacle plus perceptible à l'aller qu'au retour : un véritable ressaut se produit quand on introduit et retire la sonde ; mais la sensation n'est pas celle d'un corps dur.

Le diagnostic formulé est *polype*, implanté sur le col et engagé dans l'urèthre pendant quelques jours.

Du 6 au 10 juin. — Deux sondages par jour ; la nuit miction par regorgement.

Opération. — *Taille hypogastrique*, le 10 juin. Anesthésie au chloroforme ; à peine obtenue, jet d'urine. Le Dr Cerné hésite à opérer. Il introduit une sonde qui donne les mêmes sensations et achève de vider la vessie. On injecte 80 à 100 gram. d'eau boriquée et on sent alors assez nettement que l'extrémité courbe de la sonde frotte contre un corps solide, mais ne donnant pas la sensation d'un calcul.

La cystotomie suspubienne est faite sans incident par simple incision verticale : le cul-de-sac peritonéal, qui est à 4 cm au moins du pubis, est repoussé en haut avec un écarteur. La vessie étant ouverte, l'index

(1) Thèse de Dumont. Paris, 1893.

gauche introduit trouve, après quelques recherches, un petit calcul noirâtre, dur, de la grosseur d'un haricot. Le col paraît normal à l'inspection.

Suture complète de la vessie avec 4 points de catgut, affrontant le tissu musculaire sans perforer la muqueuse. La paroi abdominale est également suturée, les muscles au catgut, la peau au crin de florence. Drainage de la cavité de Retzius; sonde à demeure.

Suites opératoires. — Le 10 juin, jour même de l'opération, l'enfant ôte lui-même la sonde à demeure qui est replacée. Lavage de la vessie à l'eau boriquée, toutes les deux heures. Légère paralysie vésicale.

11 et 12 juin. — Pas de douleurs. Sonde bien supportée, fonctionne bien ; températ. 37°6.

13 juin. — Pansement renouvelé. Pas de suppuration ni d'infiltration. Sonde enlevée.

15 et 17 juin. — Les sutures sont défaites. État général satisfaisant; enfant gai, souille son lit la nuit. La sonde est supprimée le 17.

22 juin. — Pansement au diachylum de la plaie étroite du drain.

25 juin. — L'enfant est guéri ; plus d'incontinence.

Observation IV (Duret) (1).

Calcul vésical chez un enfant. — Taille hypogastrique.

X..., âgé de 7 ans, est amené dans le service de M. le professeur Duret, le 18 avril 1890. Peu de renseignements. Depuis quatre mois, fréquentes et vives douleurs dans la région hypogastrique; à ces moments se tiraille la verge. Jamais d'hématurie, mais incontinence d'urine absolue et continuelle par contraction et irritation vésicale.

Le 21 avril, après chloroforme, M. Duret procède à l'exploration vésicale. Grâce seulement à une incision légère du méat, il arrive à introduire l'explorateur de Guyon ; mais l'excitabilité de la vessie avait empêché de la dilater avec de l'eau boriquée pour faciliter les manœuvres. L'instrument rend bientôt un son clair, caractéristique de la présence d'un calcul, qui paraît siéger à la partie supérieure de la vessie. Pour compléter l'examen, M. Duret introduit le lithotriteur qui lui permet d'affirmer le calcul à 2 cc. 1/2.

Opération. — Le 24 avril, taille hypogastrique. Injection avec peine de 100 gram. d'eau boriquée dans la vessie; puis incision de celle-ci sur une étendue de 4 cc. M. Duret introduit le doigt, reconnaît la présence d'un calcul à la partie supérieure, le saisit avec une pince à polype et l'extrait sans beaucoup de difficulté.

Le calcul a la forme d'un ovoïde très allongé et la légère croûte qui le recouvre le fait ressembler aux calculs muraux. Grand diamètre, 4 cc. 1/2 ; petit diamètre 2 cc. 1/2 ; épaisseur 1 cc. 1/2.

(1) Duret. — *Journal des sciences médicales de Lille*, mai 1890.

M. Duret procède alors à la suture complète de la plaie vésicale, au moyen de cinq points séparés au fil de soie. Ces sutures sont faites par le procédé de Lembert pour les plaies intestinales ; les points ne sont pas éloignés les uns des autres de plus de 3 à 4 m/m.

La portion adossée des tuniques vésicales forme une bordure d'au moins 3 m/m de large; les fils sont serrés. Pour éviter tout épanchement prévésical, dans le cas où, la suture cédant, l'urine s'épancherait dans le tissu cellulaire, M. Duret met un drain en avant de la vessie; puis il fait les sutures cutanées au crin de Florence. Il met une sonde de Nélaton, n° 15, à demeure.

Suites.—24 avril. — Température soir, 38°. L'enfant a uriné 250 gram. d'urine claire, non sanguinolente. La verge, ayant été liée au cours de l'opération pour maintenir l'eau boriquée dans la vessie, est le siège d'œdème. On fait avec douceur une injection boriquée intravésicale.

25 avril. — L'enfant a uriné 300 gram. depuis hier au soir ; la sonde est laissée en place. Sur la verge il y a une vaste phlyctène remplie de sérosité; on l'ouvre et on lave antiseptiquement. Le pansement de la plaie abdominale est renouvelé. Il n'y a aucune odeur d'urine. Injection vésicale de 20 cc. seulement à la fois. État général satisfaisant, pas de douleurs, pas de fièvre.

26 avril. — Injecfion matin et soir. Pansement renouvelé, aucune odeur, pas de suppuration. En 24 heures 600 gram. d'urine. Œdème de la verge diminue. Selle régulière, quelques lombrics; 10 centigram. de santonine. Sonde à demeure bien supportée.

27 avril. — Urine 500 gram. *Statu quo.*

28 avril. — On enlève le drain.

29 avril. — On enlève la sonde, qui est incrustée de sels. A partir de ce moment, l'enfant urine seul sans difficulté et sans douleur. La suture vésicale paraît avoir absolument réussi. Points de suture cutanée enlevés ; il reste une petite plaie au niveau du drain. Œdème de la verge presque disparu.

1er mai. — La guérison serait absolue n'était la petite plaie au niveau du drain ; elle paraît atone et recouverte dans sa partie profonde de bourgeons pâles, sans tendance à la cicatrisation.

20 mai. — Guérison complète.

Observation V (Duret) (1).

Taille hypogastrique chez une enfant pour calcul vésical.

Marie X... a été présentée à la consultation du Dr Delportes d'Estaires le 19 mars 1891. Depuis trois mois, elle a de fréquentes envies d'uriner. Les mictions sont douloureuses ; l'enfant pousse des cris, se roule par terre, et bien souvent, malgré tous les efforts, elle ne peut

(1) Duret. — *Journal des sciences médicales de Lille,* novembre 1891.

arriver à émettre la moindre goutte d'urine. Lorsque le jet d'urine se produit il arrive fréquemment qu'il est brusquement interrompu. Entre les mictions aucune douleur ; état général satisfaisant. L'enfant peut courir et même sauter à la corde sans ressentir la moindre douleur. Urines normales ; jamais ni sang ni pus.

Depuis le début, les douleurs vont sans cesse augmentant, principalement depuis qu'on a donné à l'enfant des boissons abondantes qui augmentent les mictions. Le Dr Delportes prescrit le repos absolu, et le lendemain 20 mars, avec une sonde de petit calibre, pratique l'exploration vésicale. Il arrive immédiatement contre un corps dur et rugueux contre lequel vient butter la sonde.

Le 21 mars, après chloroforme, le diagnostic calcul est confirmé par M. le Dr Duret.

L'entrée à l'hôpital, jugée nécessaire, est remise au 8 avril. On prescrit : repos complet et boissons les moins abondantes possible.

8 Avril. — Entrée à l'hôpital. Douleurs pendant la miction aussi atroces ; quelques gouttes d'urine au milieu des plus vives souffrances. M. Duret pratique, avec la sonde à résonnateur de Guyon, l'exploration sous chloroforme. Calcul vésical de la grosseur d'une amande ; on ne peut le mobiliser avec la sonde. Il est peut-être fixé derrière un repli de la paroi vésicale. Aussi M. Duret renonce-t-il à l'idée qu'il avait eue tout d'abord de pratiquer la lithotritie.

Opération. — *Taille hypogastrique*, le 10 avril. On introduit dans le rectum le ballon de Petersen modérément gonflé. Après lavage préalable de la vessie, on y injecte 100 grammes d'eau boriquée. L'injection est faite avec une sonde de Nélaton un peu grosse.

Une pince à forcipressure, placée sur la sonde, a suffi à maintenir l'eau dans la vessie. On sait que précisément une difficulté de la taille chez la femme tient à ce qu'on ne peut maintenir le liquide comme chez l'homme par la constriction de l'urèthre. Il faut admettre que, dans notre cas, la sonde un peu grosse distendait l'urèthre et que la paroi réagissait contre cette distension ; il se produisait une occlusion parfaite.

Ces précautions prises, la paroi abdominale est incisée sur une longueur de 8c au-dessus du bord du pubis. On écarte les pyramidaux et les grands droits et on arrive sur le péritoine. Celui-ci est refoulé en haut avec le doigt et la vessie se présente immédiatement sous forme d'une masse globuleuse, dans l'angle inférieur de la plaie. On la fixe aussitôt avec un fil de soie phéniquée. Une incision de 2cm environ est pratiquée sur la paroi suivant l'axe du corps.

Le chirurgien introduit assez difficilement l'index à travers cette ouverture et trouve la pierre située à droite. Celle-ci est amenée dans la plaie simplement, par glissement, à l'aide du doigt, et rapidement extraite.

Suture de la plaie vésicale avec cinq points de catgut très fin. Suture de la paroi abdominale au crin de Florence. Petit drain à la partie inférieure de la plaie. On fait un lavage de la vessie et on laisse une sonde à demeure.

Suites opératoires. — Le deuxième jour, température 37° 7, attribuée à une légère angine. Le premier pansement est fait le 17. Réunion par première intention. On supprime la sonde le 18.

25 avril. — Guérison complète.

Observation VI (Guyon) (1).

Lobe pédiculé de la prostate. — Ablation par taille hypogastrique. — Suture.

Il s'agit d'un malade âgé de soixante ans, qui est entré à l'hôpital Necker le 25 mai 1893, dans le service du professeur Guyon.

C'est un individu robuste, d'aspect bien portant; il se plaint de pisser du sang, surtout depuis quelque temps. Les premiers symptômes qu'il a ressentis remontent à environ huit ans. Avant cette époque, il n'avait eu en tous cas aucune maladie sérieuse et n'avait contracté aucune hémorrhagie. Mais, il y a huit ans, il se mit peu à peu à uriner plus souvent que d'habitude, surtout pendant le jour; mais il n'avait à ce moment aucune douleur en urinant; il n'avait d'ailleurs jamais été sondé, ses urines étaient très claires. Peu de temps après, à une époque que ses souvenirs ne permettent plus de préciser, il urina une nuit une grande quantité de sang. Rien n'avait à l'avance fait prévoir cet accident; le malade remarque toutefois que ses urines étaient totalement colorées par le sang, et, comme il arrive toujours en pareille circonstance, il a cru en avoir perdu une grande quantité. Les émissions qui suivent cette première hématurie furent plus fréquentes et douloureuses; il y eut certainement un peu de pus; il urine à peu près toutes les dix minutes et quelques gouttes à peine tachées de sang; puis, peu à peu, tout rentra dans l'ordre: le malade revint à sa vie habituelle avec une bonne santé, sans avoir même conservé de cette première atteinte des besoins d'uriner plus fréquents qu'à l'état normal.

Il en fut ainsi pendant six années pendant lesquelles il n'y eut ni douleurs, ni fréquence de mictions, ni trace d'hématuries. C'est en 1891 que pour la seconde fois le sang reparut dans les urines. Au mois d'août, l'hématurie recommença; elle dura, quoique avec des intermittences, jusqu'au mois de décembre de la même année. Tous les jours, à peu près, pendant ces quatre mois, les urines furent teintées de sang; l'émission se faisait claire et sans douleurs au début; puis, à la fin, le sang apparaissait et à ce moment un phénomène particulier se produi-

(1) *Ann. des mal. des org. génito-urin.*, 1894, pag. 89.

sait qui attira l'attention du malade. Il sentait quelque chose qui gonflait dans la vessie et qui obstruait l'orifice : il faisait alors des efforts prodigieux pour évacuer quelques gouttes d'une urine encore vierge de sang ; puis il sentait comme une déchirure et le sang paraissait. C'était alors une détente et toutes les douleurs cessaient.

Du mois de décembre 1891 jusqu'au mois de février 1893, toutes ces sensations disparurent à peu près ; elles ne se manifestaient plus avec la même constante régularité ; il n'y eut pas une seule hématurie.

Au mois de février dernier, le sang reparaît ; les urines sont teintées à toutes les mictions et la totalité des urines est colorée à chaque miction. Depuis ces quatre derniers mois, l'hématurie a donc été presque continuelle et sans rémission.

Malgré cela, l'état général est excellent à tous les points de vue : il n'y a pas eu d'amaigrissement sensible, l'appétit est conservé et la santé est restée en somme assez bonne pour que le malade n'ait pas été obligé un seul instant de cesser son travail journalier ou de changer sa vie ordinaire.

Il est venu se faire examiner à la salle de la terrasse, il y a un mois. M. Guyon l'examina et, supposant un néoplasme vésical, le fit examiner à l'endoscope et entrer à l'hôpital.

Depuis son entrée, il a souffert un peu en urinant pendant les quelques jours qui ont suivi l'examen endoscopique ; actuellement il ne souffre plus. Le saignement lui-même s'est complètement arrêté. Les urines sont cependant un peu troubles ; elles laissent un dépôt assez abondant par le repos.

Le canal est libre et la sonde retire après environ 100 grammes ; il est donc manifeste que la vessie ne se vide pas complètement.

La prostate est un peu grosse, uniformément développée, sans induration ni bosselure. Le palper bimanuel fait sentir à droite du col une sensibilité un peu plus grande que du côté opposé ; il existe en plus une augmentation manifeste de volume. L'urine retirée de la sonde n'est pas teintée de sang ; à d'autres reprises, on a pu constater nettement la terminabilité de l'hématurie.

L'examen des urines dénote la présence de leucocytes, d'hématies, et de nombreuses cellules d'épithélium vésical.

A l'endoscope on trouve un néoplasme arrondi, à surface légèrement villeuse ; il a la grosseur d'une noix ; il est inséré dans la région du trigone sur la ligne médiane et surplombe les deux urétères. La tumeur paraît tangente à la paroi vésicale par une assez large surface ; il est difficile d'apprécier les dimensions du pédicule, qui peut être au maximum de 2 centim. de diamètre.

Opération. — Le 25 mai, le malade est endormi au chloroforme après les précautions d'usage. M. Guyon pratique sur la ligne médiane une incision de 12 centimètres, qui conduit à travers les muscles jusqu'à la gaine prévésicale. Après ouverture de la vessie, on trouve une tumeur de la grosseur d'une mandarine, mais plus allongée, lisse et régulière à la surface; elle est implantée sur la partie gauche du col de la vessie par un pédicule assez long. La consistance est ferme, comme fibreuse ; elle se présente à première vue comme très-différente des néoplasmes de la vessie.

Un fil galvanique est placé autour du pédicule et la tumeur est enlevée. Trois fils de suture ferment la plaie du pédicule. On examine alors la vessie ; la surface interne paraît comme ulcérée dans toute la région du bas fond ; le moindre attouchement provoque une hémorrhagie : toute cette surface est cautérisée délicatement au thermocautère. L'opération est terminée par la réunion totale de la plaie vésicale et de la plaie pariétale, après mise à demeure d'une sonde dans l'urèthre. La cavité de Retzius ayant été assez décollée au cours des manœuvres, une mêche de gaze iodoformée est maintenue dans l'angle inférieur de la plaie.

Dans la journée, pas de douleurs; le malade est tranquille, l'urine s'écoule régulièrement par la sonde, légèrement colorée.

Suites opératoires. 26 mai. — Le pansement est légèrement taché; on le renouvelle; l'aspect de la plaie est satisfaisant.

28 mai. — On enlève la gaze iodoformée : la plaie est bien; cependant on constate une légère tuméfaction des bords et un peu de rougeur autour des fils.

27 mai. — Cette nuit il y a eu quelques caillots, dont l'expulsion a causé quelques douleurs et des efforts; on les enlève par l'aspiration.

30 mai. — On fait le pansement. Il y avait pour la première fois un peu d'élévation de la température. On trouve une légère infiltration d'urine.

1er juin. — On refait de nouveau le pansement et la sonde est changée; la plaie est tuméfiée et rouge. M. Guyon trouve prudent de lever les sutures superficielles et de désunir largement la plaie pariétale.

La température, qui avait atteint 38° 6 dans la soirée, retombe à 37° le lendemain.

A partir de ce moment, il n'y a plus aucun incident à signaler; la cicatrisation se fait lentement, mais progressivement. A aucun moment on ne voit les urines passer par la plaie ; la sonde à demeure est maintenue jusqu'au 25 juin.

La cicatrisation dès lors est complète, mais la vessie ne se vide pas en totalité ; il reste encore après miction 100 à 150 grammes. Le malade est invité à se sonder deux fois par jour et quitte l'hôpital.

La tumeur, examinée au microscope par M. Hallé, présente la structure typique de l'hypertrophie prostatique (forme glandulaire molle).

Observation VII. (Guyon) (Résumée) (1).

Tumeur de la vessie. — Taille hypogastrique.

Il y a trois ans que X..., âgé de 53 ans, a constaté qu'il urinait du sang; il en a alors rendu en grande quantité. Avant aucun trouble de la miction; depuis, aucun autre phénomène morbide ne s'est présenté.

Les crises hématuriques se sont succédé; elles ont été le plus souvent intenses; cependant dans l'intervalle le malade est toujours revenu à un état entièrement normal. Depuis un mois nouvelle crise hématurique. Il n'a pu être examiné au cystoscope. L'urine en finissant la miction, était beaucoup plus teintée qu'au début; souvent l'hématurie n'était que terminale; par suite elle venait de la vessie.

La prostate est de volume normal, de consistance habituelle; il en est de même des vésicules. Les parois de la vessie ont partout conservé leur souplesse; mais cet organe présente à gauche un très notable volume. La vessie remonte à deux travers de doigt au-dessus du pubis et la saillie qu'elle forme atteint la ligne médiane. La sonde molle laissée en place pendant cet examen donne du sang pur.

Diagnostic : Tumeur molle de la vessie, sans infiltration de la paroi, pédiculée.

Opération. — *Taille hypogastrique*, par M. le Professeur Guyon. Taille longitudinale élevée. Tumeur unique implantée au-dessous et à gauche de l'orifice du col; le pédicule du volume d'un crayon avait quelques centimètres de longueur.

Le pédicule à l'aide d'une pince à mors coudé et à tige incurvée, a été enlevé dans sa totalité avec l'anse galvanique. Ligature au catgut de l'artère du pédicule. Suture totale de l'ouverture vésicale. Dès le premier jour, les urines sont devenues limpides et la cicatrisation a été obtenue par première intention sans écoulement d'urine par la plaie.

Observation VIII (Schwartz) (2).

Calcul de la vessie. — Taille hypogastrique.

Homme de 62 ans, terrassier, qui entre à l'hôpital Cochin le 15 octobre 1893. Aucun antécédent notable. Pour tous phénomènes morbides, il accuse depuis six ans des douleurs vives dans la région hypogastrique. Ces douleurs, à son dire, s'exaspèrent par le temps humide, et depuis deux mois il est pris de véritables accès qui durent quelques minutes, l'empêchent de continuer son travail, tellement grande est leur intensité.

(1) Guyon. — *Annales des mal. des org. génito-urinaires*, janvier 1894.
(2) *Journal des Praticiens*, 30 décembre 1893.

D'ailleurs, jamais aucune hématurie, même quand il va en voiture ou fait une longue marche ; aucuns troubles dans l'émission des urines qui sont fortement troubles et laissent un dépôt abondant, mais sans grande odeur. La quantité d'urine est normale ; l'examen ne montre pas de sucre, mais des traces d'albumine. Elles contiennent manifestement une certaine quantité de pus. L'examen après préparation du malade permet de constater immédiatement, à l'aide du cathéter à tambour, la présence d'un calcul vésical, que l'on trouve dès qu'on pénètre dans la vessie. On le retrouve aussitôt, malgré les changements de position du malade ; il ne paraît pas se mobiliser facilement sous l'influence des chocs du bec de l'instrument. Il donne à la percussion un son sec et qui fait penser à un calcul dur.

Il doit être enchatonné ou volumineux, d'après la facilité avec laquelle on le sent, même la vessie étant distendue.

Opération. — Ces recherches nous font opiner pour la taille hypogastrique qui est pratiquée le 21 octobre, après que le malade a pris pendant quatre ou cinq jours 3 grammes de salol par jour. C'est là une pratique que nous suivons constamment pour nos urinaires depuis trois ans, et nous nous en sommes très bien trouvé.

Taille hypogastrique sous le chloroforme. Le ballon de Petersen, introduit dans le rectum, est rempli de 300 grammes d'eau tiède. La vessie, munie d'un cathéter sur lequel on lie la verge, est remplie de 300 grammes d'eau tiède boriquée. Elle proémine un peu au-dessus du pubis. Incision de six centimètres.

Mise à nu de la paroi de la vessie ; ponction ; introduction du doigt et passage de deux fils pour la suspendre et l'attirer. On retire avec la tenette un gros calcul qui pèse 51 grammes et mesure 6 centimètres 1/2 de long, 4 de large et 3 d'épaisseur. Il est unique. Une sonde de de Pezzer est attachée au cathéter et placée par cathétérisme rétrograde dans la vessie. Puis l'incision vésicale est fermée par un double plan de sutures entrecoupées. Le premier plan est fait au catgut n° 1 et comprend la muqueuse et la celluleuse ; le second plan est fait à la soie n° 0 et comprend la couche musculeuse ; nous appliquons en tout une quinzaine de points de suture. La vessie se rétracte, le ballon de Petersen étant retiré derrière le pubis et à une grande profondeur. Un petit drain est placé jusqu'au niveau de la paroi suturée ; puis nous fermons au crin de Florence l'incision abdominale, ne la laissant ouverte en bas que pour le passage du drain. Une injection poussée par la vessie nous la montre complètement étanche.

Pansement iodoformé ouaté.

Suites. — La sonde de de Pezzer est retirée le quatrième jour.

Le sixième jour, raccourcissement du drain ; il suinte un peu de liquide qui, ressemble à de l'urine, par la plaie abdominale. Nous replaçons une sonde à demeure ordinaire, perforée de plusieurs œillets, quoique le malade ait parfaitement uriné seul. Le tube est enlevé quatre jours après, sans qu'il y ait eu d'écoulement d'urine appréciable. La plaie est fermée le 8 novembre, et notre malade est complètement guéri le 15.

OBSERVATION IX (TUFFIER) (1).

Taille hypogastrique pour tumeur vésicale, avec fermeture complète de la vessie, sans aucun drainage, sans aucun cathétérisme. — Guérison le 7e jour.

Pizz... C..., âgé de 32 ans, entré le 1er novembre 1890, salle Boyer, n° 6, hôpital Cochin, dans le service de M. Théophile Anger.

C'est un homme assez grand, bien constitué, et qui se plaint d'hématuries répétées, sans aucun autre accident vésical. Ces hématuries sont spontanées, survenant en général dans la nuit durant deux ou trois jours, et n'étant ni calmées par le repos, ni aggravées par la marche ou les efforts. Elles ne s'accompagnent d'aucun autre trouble fonctionnel de la miction.

Le sang est rendu à chaque miction ; il est absolument rouge et laisse déposer des caillots où il est reçu. Le malade ne présente aucun passé urinaire ou rénal.

Il eut à 26 ans une hémorrhagie qui dura quinze jours et disparut sans laisser aucune trace.

La première hématurie date de deux ans et a duré cinq jours. La seconde eut lieu l'an dernier, dans les mêmes conditions de durée. Entre ces deux accidents, santé parfaite, aucun trouble de la miction.

La dernière crise a débuté spontanément dans la nuit du 22 août, et, les urines n'ayant pas cessé d'être sanglantes depuis ce jour, le patient vient demander nos soins.

En dehors du symptôme hématurique, je ne relève aucun trouble fonctionnel ni douleur pendant la miction, ni besoins fréquents d'émission. Les urines sont de couleur brun noir, déposant quelques caillots par le repos. Leur quantité paraît normale.

En faisant expulser l'urine dans trois verres, nous voyons que le liquide est constamment sanguin ; mais c'est au commencement et surtout à la fin de la miction que la coloration rouge s'accentue ; et le fait est plus net encore si on fait expulser avec force les dernières gouttes d'urine.

L'examen direct ne donne que des résultats négatifs. Les testicules sont normaux.

Le toucher rectal s'effectue dans des conditions très favorables, étant donné le peu d'embonpoint du malade. Le prostate et les vésicules séminales sont indemnes ; le bas-fond vésical est souple sans aucun changement de consistance dans toute son étendue. Le palper combiné au

(1) *Annales des maladies des org. génito-urinaires*, janvier 1892, page 25.

toucher ne relève aucun épaississement vésical, aucune sensibilité anormale. Les orifices urétéraux, les urétéres eux-mêmes et les reins paraissent absolument indemnes, et d'ailleurs le malade n'a jamais eu aucun accident rénal. L'examen de la vessie est suivi d'une émission d'urine plus colorée.

Le résultat de cette enquête me parut si net, que je ne fis aucune exploration intra-vésicale pour ne pas compromettre l'asepsie parfaite préopératoire. Je posai le diagnostic : Néoplasme de la vessie; et, à cause de la durée de l'affection et de l'absence de signes physiques, et vu l'âge du malade, je crus pouvoir dire papillome siégeant au voisinage du col.

Je gardai le malade encore sept jours en observation ; repos, médications décongestionnantes, lavements, suppositoires, bains, régime alcalin, lait, salol (qui n'est pas toléré), espérant que cette hémorrhagie s'arrêterait. Il n'en fut rien, et, devant l'affaiblissement continu et rapidement progressif du malade, je dus proposer et pratiquer la taille hypogastrique.

Opération. — Le 12 septembre, avec l'aide de M. Baillet, interne du service, et de M. Poupinel. Antisepsie rigoureuse pour le malade et le chirurgien ; asepsie par la chaleur des instruments ; position inclinée à 45° ; ballon de Petersen, 200 centimètres cubes d'air. Injection vésicale de 300 grammes d'eau boriquée parfaitement aseptique. Incision hypogastrique de 10 centimètres ; section de la vessie dans l'étendue de 6 centimètres. Fils suspenseurs de Guyon. Ecarteur large à lampe incandescente de Collin. Je sens et puis je vois sur la partie latérale droite du col une tumeur arrondie du volume d'un haricot. Sa base est un peu rétrécie et n'infiltre pas la paroi.

Son aspect est mûriforme : je l'attire avec une pince et je la coupe au niveau de son insertion. Hémostase par compression de la petite plaie ainsi faite. Le reste de la vessie parait parfaitement sain. Trois points de suture au catgut n° 1 sur la plaie.

Suture. Elle comprend la fermeture de la vessie et des différents plans de la paroi. Suture vésicale : premier plan de dix points de suture à points séparés faits au catgut n° 1, affrontant bord à bord la surface cruentée. Ces fils sont passés avec le plus grand soin dans la musculeuse et par leur rapprochement ils font une occlusion hermétique. Deuxième plan : suture de Lembert passant à environ 5 millimètres en dehors de la précédente. Suture des parois abdominales, deux plans : un profond au catgut pour les muscles, un superficiel à la soie pour les aponévroses, le tout en surjet. Suture de la peau au crin de Florence, aucun drainage, pas de sonde à demeure. Gaze iodoformée, ouate aseptique, bandage de corps. Durée de l'opération, pansement et chloroforme compris, quarante-cinq minutes.

Suites. — Aucun cathétérisme n'a été fait dans la suite. Trois heures après l'opération le malade urine spontanément et facilement, le liquide est à peine teinté de sang et à partir de la troisième miction l'urine est parfaitement transparente. Je fais uriner le malade toutes les trois heures pendant la première journée. Le second et le troisième jour il urine deux fois dans la nuit. Les suites opératoires, locales en général, sont nulles, et au septième jour les points de suture sont enlevés, la réunion est parfaite, et le malade, malgré notre avis, quitte l'hôpital le neuvième jour.

Il revient se présenter à nous le 15me jour : son état est parfait. Nous l'avons revu en février 1891 ; sa cicatrice est parfaitement solide : il ne restait qu'une ligne blanchâtre. Les différentes plaies avaient recouvré leur solidité et leur souplesse. La tumeur enlevée était de consistance souple, sans trace d'ulcération à la surface : elle était blanche, à la coupe et la pression à ce niveau ne faisait sourdre aucune trace d'épithéluim. Le résultat de l'examen fait par M. Toupet, au laboratoire de M. Cornil, donne papillome.

Observation X (S. Pozzi) (1).

Calcul de la vessie. — Taille hypogastrique.

M. L..., prêtre des environs de Saint-Omer, âgé de 80 ans, très vigoureux. Depuis six ans il présente des signes de calculs vésicaux ; envies fréquentes d'uriner : le malade doit se lever cinq à six fois par nuit, dysurie, douleurs gravatives avec retentissement au bout de la verge, rendant toute marche impossible ; léger catarrhe vésical. Il n'y a eu qu'une seule hématurie, il y a six ans, après un voyage. Il a été sondé il y a deux ans et demi ; on a reconnu une pierre peu mobile.

Je le vois dans les premiers jours d'octobre 1888. L'exploration me révèle un pierre très-volumineuse et immobile au fond de la vessie. Il y a un peu de catarrhe vésical et la vessie est petite : la région rénale n'est pas douloureuse et, d'après l'examen de l'urine, les reins paraissent sains.

Opération. — Le 5 novembre 1888, taille hypogastrique. La vessie est ouverte dans une étendue suffisante pour permettre l'introduction de l'index. Le doigt explore la cavité vésicale et constate que le calcul est très-adhérent au fond de l'organe et qu'il offre un volume considérable. Une tenette largement fénêtrée, comme une pince à faux germe, est alors introduite, saisit le calcul et l'attire vers l'incision vésicale. Celle-ci, trop petite pour lui livrer passage, est agrandie aux ciseaux sur la tenette, de façon à ce que le calcul puisse la traverser avec un certain effort et en sollicitant son élasticité. On a ainsi la plus petite ouverture possible de la vessie. Il faut détacher avec l'index les adhérences assez fortes du calcul à la vessie, en déprimant celle-ci et faisant bas-

(1) *Société de Chirurgie*, séance du 10 avril 1889.

culer progressivement celui-là. La suture de la vessie est faite de la façon suivante.

Un surjet au catgut réunit les bords de la plaie très-près de leurs bords, mais sans piquer la muqueuse. Une seconde suture à points séparés très-rapprochés également au catgut mais plus fort, est placée à quelques millimètres au-dessus de la première et adosse les parois vésicales à la manière de la suture de Lembert.

Par dessus, les parois abdominales sont renfermées selon le procédé qui m'est habituel. Suture perdue du plan musculo-aponévrotique au catgut, suture à points séparés de la peau et du tissu cellulaire sous-cutané avec la soie. Avant de terminer la suture abdominale, un gros drain est placé à l'angle inférieur de la plaie au-devant de la vessie totalement suturée. Il a pour but d'évacuer le suintement sanguin assez abondant provenant des plexus veineux qui ont été blessés. De plus si la suture vésicale vient à manquer en totalité ou en partie il évitera l'infiltration d'urine, et le chirurgien sera immédiatement averti. L'opération terminée, grand lavage à l'eau boriquée de la vessie.

On ne place pas de sonde à demeure; mais le cathétérisme devra être fait très régulièrement toutes les trois heures. Ce point est capital. A partir du cinquième jour, le malade se lève pendant une heure.

Suites. — Le septième jour au matin, on voit apparaître quelques gouttes d'urine par le drain. On s'informe alors et l'on apprend que l'on a négligé de sonder le malade depuis deux nuits, malgré les recommandations les plus expresses.

Depuis ce moment une très petite quantité d'urine, qu'on peut évaluer à 1 ou 2 cuillerées, souille de temps en temps le pansement. Chose curieuse, l'injection boriquée avec laquelle on distend la vessie pour la laver chaque jour ne donne lieu qu'à un suintement insignifiant. Il est évident que le pertuis vésical est très petit. Aucun signe d'inflammation ou d'infiltration au niveau de la plaie abdominale, qui est parfaitement réunie.

Les jours suivants le malade continue à se lever; bientôt il demeure hors du lit toute la journée et le dixième jour il faisait quelques pas dans la chambre. Le quinzième jour on lui permet d'uriner seul, ce qu'il fait facilement. Le catarrhe vésical a un peu augmenté et l'on fait chaque jour deux injections boriquées pour le combattre.

Au bout de trois semaines l'opéré, en parfait état, retournait à Saint-Omer.

Sa fistulette, où l'on a maintenu un drain du plus petit calibre, donne à peine quelques gouttes. Après une légère inflammation, due sans doute à la fatigue du voyage, elle était complètement et définitivement oblitérée deux mois après l'opération. L'opéré jouit d'une parfaite santé. J'ai reçu de ses nouvelles ces jours derniers; il peut faire sans difficulté plusieurs kilomètres à pied.

*
* *

Vigneron, au *Congrès de Chirurgie de* 1893, à cité deux cas de suture totale de la vessie après une taille hypogastrique pour tuberculose vésicale. Dans un cas la réunion a manqué ; dans l'autre la vessie s'est fermée par première intention.

M. le Dr Paul Delbet (de Paris), dans un travail encore inédit, a réuni 25 cas de taille hypogastrique. Dans 23 cas on a fait la suture totale de la vessie. Il n'y a jamais eu d'accident : la réunion a toujours été rapide. Cependant on a noté assez souvent soit une petite fistule, soit un petit point de suppuration à l'angle inférieur de la plaie.

44

www.ingramcontent.com/pod-product-compliance
Ingram Content Group UK Ltd.
Pitfield, Milton Keynes, MK11 3LW, UK
UKHW020409250726
13967UKWH00006B/2551